VIRO IMMORTALI,

CHIRURGO INCLYTO,

P. J. DESAULT.

F. OUSTALET.

MÉLANGES

DE

Littérature médicale.

PAR

F. OUSTALET,

DOCTEUR-MÉDECIN.

PARIS,
Chez F. G. Levrault, rue de la Harpe, n.° 81.

STRASBOURG,
Même maison, rue des Juifs, n.° 33.

1836.

STRASBOURG, IMPRIMERIE DE F. G. LEVRAULT.

NOTICE BIOGRAPHIQUE

SUR

PIERRE-JOSEPH DESAULT.

Des secrets de son art profondément
    instruit,
Il sut en écarter tout système inutile ;
Il joignit au savoir les charmes de l'esprit,
Il en rendit l'étude agréable et facile.

A voir l'empressement que mettent les plus humbles cités, à élever des statues en l'honneur des hommes de génie nés dans leur sein, on dirait les beaux temps de la Grèce et de Rome. Je n'ai point oublié, non plus que mes compatriotes, l'impression

1

qu'a produit l'inauguration récente
du monument de George Cuvier, la
marche triomphale de ces illustres
académiciens à travers un département,
le recueillement pour ainsi dire reli-
gieux, l'ordre admirable, qui n'ont
cessé de se faire remarquer pendant
cette auguste et touchante cérémonie;
cet immense concours de citoyens de
toutes les classes, venant rendre une
espèce de culte à l'un des plus grands
hommes des temps modernes. Aujour-
d'hui une cité voisine, la ville de Lure,
veut à son tour rendre hommage au
génie d'un de ses enfans, à l'immortel
Desault, l'un des princes de la chirurgie française.

Cet homme célèbre naquit au Ma-
gny-Vernois, village près de Lure
(département de la Haute-Saône), où

son père et sa mère vivaient du produit d'un bien peu considérable pour
une famille nombreuse. Cependant
P. J. Desault reçut comme ses frères
une éducation soignée ; il fit ses études
au collège des Jésuites de Lure, et obtint surtout des succès dans les sciences
mathématiques, qu'il cultivait encore
après être sorti du collège, et dont l'enseignement lui procura des ressources
que le peu de fortune de ses parens
lui rendirent nécessaires dans les premiers temps de son séjour à Paris.
C'est par suite de cette application à
ces sciences qu'il put commenter et
méditer le célèbre ouvrage *De motu
animalium*, de Borelli. Le commen-
taire qu'il y avait ajouté, n'a point été
publié. Après avoir achevé sa philosophie, Desault, ne se sentant pas de

vocation pour l'état ecclésiastique, auquel le destinait son père, se voua à la chirurgie. Il commença l'étude de cet art dans son village et sous un maître dont il reconnut bientôt la grossière ignorance; puis il se rendit à Belfort, où il suivit la pratique de l'hôpital militaire. Son propre génie, plus que ses maîtres, lui fit faire alors sur les plaies d'armes à feu des observations qu'il rappelait dans ses cours lors de sa plus grande célébrité. Après trois ans de séjour à Belfort, Desault vint à Paris en 1764. Il se rangea parmi les disciples du célèbre Antoine Petit, et suivit les leçons de Morand, de Louis, de Sabatier dans les cours du Collége de chirurgie et dans la pratique des grands hôpitaux : bientôt il se livra à l'enseignement de l'anatomie et de la chirurgie. Malgré son extrême jeunesse, Desault, quoique dépourvu des talens brillans de l'élocution, attira un grand nombre d'auditeurs par la méthode nouvelle et ingénieuse qu'il introduisit dans son enseignement, et par le profond savoir qu'il y déploya.

Ces succès excitèrent l'envie du corps auquel appartenait le privilége de l'enseignement public, et suscitèrent à Desault d'ignobles tracasseries, qu'il ne surmonta qu'avec peine. L'appui généreux de Louis et de La Martinière ne lui eût rien servi, s'il n'eût éludé la loi, en donnant ses leçons sous le nom d'un médecin qui le reconnaissait pour son répétiteur.

Il y avait plusieurs années que Desault professait l'anatomie et la chirurgie ; l'envie, forcée de reconnaître son mérite supérieur dans la carrière de l'enseignement, se plaisait à répandre qu'il n'avait pas les talens qui rendent propre à l'exercice de l'art. Desault confondit les envieux, et prouva, par des inventions ou d'heureuses modifications, relativement aux instrumens et aux procédés opératoires, que son génie était fait pour les découvertes, dans toutes les parties auxquelles il l'appliquait : c'est ainsi qu'il proposa un nouveau bandage pour la fracture de la clavicule ; qu'il proposa, dans les amputations, de substituer au couteau courbe le couteau droit, dont il démontra tous les avantages, etc.

Dès-lors la réputation chirurgicale de Desault égala celle qu'il s'était acquise comme anatomiste, et il obtint par une exception honorable la place de professeur à l'École pratique, quoiqu'il ne fût point encore agrégé au Collége de chirurgie. Ce titre, qui donnait seul le droit de professer, il n'avait pu encore l'acquérir à cause de sa pauvreté; la générosité de Louis lui facilita les moyens de l'avoir en 1776, et Desault lui en témoigna sa reconnaissance, en prenant pour texte de sa thèse le procédé de Hawkins pour l'opération de la taille, que Louis avait introduit en France, et qu'il préconisait.

Ce fut à cette époque que Desault forma avec Chopart, son collègue à l'École pratique, cette liaison honorable pour tous les deux, qui ne finit qu'à leur mort.

L'Académie royale de chirurgie

voulut s'attacher un homme tel que Desault, et le nomma conseiller de son Comité perpétuel; mais ces réunions convenaient peu à son esprit raide, et il s'en éloigna même tout-à-fait sur la fin.

Nommé, en 1782, chirurgien en chef de l'hôpital de la Charité, il put donner tout l'essor à son génie pratique, perfectionner les procédés qu'il avait découverts ou renouvelés, et en ajouter de nouveaux.

En même temps que Desault travaillait ainsi aux progrès de la chirurgie, il ne cessait de se livrer avec ardeur à l'enseignement de l'anatomie.

Appelé bientôt sur un plus vaste théâtre, nommé chirurgien en chef de l'Hôtel-Dieu en 1788, il lui fut permis de réaliser dans toute son étendue les rêves de son ambition et de son génie. Il fonda la première école de clinique externe qui ait existé en France, et mieux organisée qu'en aucune autre partie de l'Europe. L'Hôtel-Dieu devint bientôt le centre de la bonne chirurgie : les nations voisines eurent à Paris des étudians pensionnés, sous l'expresse condition qu'ils suivraient la clinique de Desault. « On venait y apprendre, dit Bichat, son élève et son digne panégyriste, une doctrine simple, puisée dans la nature, dont elle n'était que le tableau, y voir une pratique dégagée de cet amas de médicamens qui appauvrissent la science de leur funeste abondance. » Enrichie à chaque instant de quelques faits nouveaux, éclairée dans ces cas épineux de ces traits de génie, où l'homme, supérieur à son art, sait le créer lorsqu'il lui manque, l'établissement d'une école clinique ne fut pas le seul bien que Desault fit à l'Hôtel-Dieu; les malades y trouvèrent des secours mieux éclairés, plus sûrs et plus multipliés. Rien n'égalait la vigilance de cet homme célèbre et son exactitude à remplir ses devoirs. Les occupations que sa réputation lui attirait en ville, ne l'en firent jamais dévier, et il ne les remplissait qu'après avoir terminé tout ce qu'il s'était prescrit de devoirs à l'Hôtel-Dieu, où il couchait quoique marié, afin d'être plus tôt disposé à reprendre son service le lendemain matin. Malgré les orages de la révolution dont il eut à souffrir momentanément, son enseignement chirurgical continua avec le

même éclat. L'École de santé ayant
été créée en 1794, pour remplacer la
Faculté de médecine et le Collége de
chirurgie, Desault fut nommé professeur de clinique chirurgicale. Cette
nouvelle organisation, qui confondait
dans un même enseignement la médecine et la chirurgie, l'affecta vivement. Depuis quelque temps on re-
marquait en lui un état d'abattement
alarmant, lorsqu'il fut atteint, le premier Juin 1795, d'une affection céré-
brale, à laquelle il succomba au bout
de trois jours. Il était alors âgé de
51 ans.

La promptitude de cette mort fit
soupçonner un empoisonnement : il
soignait alors le fils de l'infortuné
Louis XVI, détenu au Temple. Cette
opinion se fortifia encore lorsqu'on

vit mourir, peu de temps après, Chopart qui lui avait succédé, et enfin le jeune prince ; mais les soupçons n'avaient d'autre fondement que les préventions populaires.

Desault était bon et généreux, mais brusque et violent ; ses malades et ses élèves purent quelquefois désirer, sinon plus de zèle et de dévouement, du moins plus de douceur.

Nota. Nous formons des vœux pour qu'on élevât des statues à deux hommes, également célèbres par leurs vertus et leurs talens : je veux parler d'Ambroise Paré et de Jean-Louis Petit. Qui en fut jamais plus digne qu'eux ! Ce serait un faible hommage rendu au génie et à la vertu.

UN MOT

SUR

BICHAT.

Extinctus amabitur idem.
HORACE.

Quelques lignes sur Bichat ne seront peut-être pas déplacées après la notice biographique de Desault; car chacun sait que ce dernier fut pour lui un véritable père. Il serait injuste de refuser aux médecins étrangers les éloges qui leur sont dus pour la part qu'ils ont eue, de nos jours, aux progrès de la médecine. Cependant, il est juste de revendiquer celle qui appartient aux médecins français. A-t-on pu ou-

blier ce qu'ils ont fait depuis un demi-
siècle pour l'anatomie pathologique?
Les travaux de Bichat en ce genre ne
peuvent être ignorés. Ce grand homme,
inspiré par les fécondes idées de Bor-
deu et de Barthez, dirigea les recherches de ses disciples vers l'étude des
divers tissus de nos organes dans l'état
de santé. Il ouvrit la carrière de l'étude
pathologique de ces mêmes tissus :
c'est incontestablement à cette physiologie pathologique que la médecine
est redevable des progrès qu'elle
fait chaque jour. C'est Bichat qui a
donné le conseil et l'exemple d'asso-
cier la physiologie, la pathologie et
l'anatomie; c'est donc Bichat qui fut
le fondateur de la médecine physio-
logico-pathologique; médecine vraiment philosophique, qui a dissipé les

abstractions de l'humorisme galénique et de la chimiatrie de Van-Helmont, et discrédité la routine de l'empirisme.

Qui le croirait? Ce grand homme n'a point été trouvé digne en France d'être assis à l'École de médecine de Paris!

Confiné, comme la chouette, emblême de l'étude, dans la salle des morts de l'Hôtel-Dieu de Paris, Bichat partage, pour prix de ses immortels travaux, le monument en marbre de Desault, son maître et son ami. Espérons que sa patrie, suivant le noble exemple que vient de donner la ville de Lure, vengera cet injuste oubli, en élevant à sa mémoire un monument qui rappelle à ses concitoyens et sa gloire et ses travaux.

Malgré les déclamations banales de

ces écrivains qui du haut de leur gre-
nier prétendent juger les hommes et
les choses, je crois qu'il ne faut pas
désespérer d'un peuple qui élève des
statues à ses grands hommes. Un jour
viendra, et ce jour n'est pas éloigné,
où une bonne éducation religieuse,
seule base de la réforme des sociétés,
ramènera par la religion la jeunesse
à l'étude de la nature et de la sagesse;
car on ne saurait se le dissimuler, le
manque de croyance religieuse est la
seule cause de ce mal-aise général,
de cet état convulsif, qui tourmente
et ébranle la société. Cette réforme
une fois opérée, la société, calme et
tranquille, s'avancera rapidement vers
un avenir de bonheur, d'ordre et de
paix.

Lettres

D'UN PÈRE A SON FILS,

SUR

L'ÉTUDE DE LA MÉDECINE, LES QUALITÉS ET LES DEVOIRS DU MÉDECIN.

Oportet bonos in civitate médicos.
PLATO, *De Republica.*

Première lettre.

Mon cher ami,

Dans ta dernière lettre tu m'annonces que, fixé désormais sur le choix d'un état, tu veux étudier la médecine. Avant de prendre une résolution dé-

2..

finitive, je te conseille de réfléchir mûrement; car j'ai toujours regardé l'époque solennelle où l'homme est appelé à prendre rang dans l'ordre social, comme une question toute vitale pour l'individu et pour la société; c'est là toute une destinée, tout un avenir d'homme; aussi je me propose, dans une série de lettres, de t'instruire des connaissances et des qualités nécessaires à un médecin, et des devoirs qu'il a à remplir; persuadé comme tu l'es, qu'un fils n'a point de meilleur ami que son père, tu jugeras que tout ce que je t'écris a été pesé dans la balance de la plus stricte impartialité.

La médecine, considérée dans son but et ses intentions, doit sans doute tenir un des premiers rangs parmi les sciences humaines : elle peut se glorifier d'une noble origine ; elle naquit du plus précieux sentiment que la nature ait gravé dans le cœur de l'homme, de cette bienveillance sympathique qui nous fait compatir aux maux dont nous sommes témoins, et nous inspire le désir d'y porter remède. Celui qui le premier vit souffrir son semblable, dut partager sa douleur et chercher les moyens de le soulager. Son exercice rapproche les hommes, suivant l'expression de l'orateur romain[1]. Dans les premiers âges du monde elle fut l'apanage des rois, des prêtres et des philosophes ; et la sage antiquité, remplie de vénération pour un art aussi utile et aussi

---

1 Cicéron, *De natura deorum.*

bienfaisant, s'empressa de lui élever des autels.

La médecine est, selon moi, cette masse de connaissances acquises par l'étude et la pratique, et qui toutes tendent au maintien de la puissance conservatrice qui préside à notre organisation. Elle repose sur des principes, et consiste moins dans l'administration des médicamens que dans la connaissance des maladies ; fille d'une sage et rigoureuse observation, c'est elle qui guidait l'immortel Hippocrate, lorsqu'il traçait cette histoire des maladies aiguës à laquelle vingt siècles écoulés offrent peu de chose à ajouter. La vraie médecine est ennemie de la jactance et de la forfanterie ; elle exige une sagacité profonde, une grande habileté à profiter des efforts conservateurs de la nature, en se rapprochant dans certains cas de la méthode expectante.

La médecine s'élevant à la hauteur du siècle, marche l'égale des autres sciences, dont elle a emprunté les secours avec succès. Des discussions sages et éclairées ont fait place à ces disputes scandaleuses, à ce jargon ridicule des écoles, qui avaient confirmé le proverbe aussi ancien que flétrissant, *medicus medico lupus*. Les médecins d'aujourd'hui n'ont pas moins de philanthropie que de science; les disciples de Galien ne sont plus, comme sous Louis XIV, de tristes pédans: ils ne parlent plus latin et se contentent de le savoir; l'étude d'Hippocrate les a ramenés à l'observation philosophique de la nature, et Molière, ce grand médecin des travers humains, les a mis pour toujours à l'abri du ridicule.

Deuxième lettre.

Humani generis interest ut nemo quam nescit artem exerceat. Cette maxime, généralement importante, est sage et d'une vérité rigoureuse en médecine, vu la nature de son objet et ses résultats; la masse de connaissances qu'il faut pour l'exercer dignement, est immense et effrayante. La multiplicité des objets qu'elle embrasse pourra te donner une idée des obligations et des travaux qu'elle impose à ceux qui se vouent à l'exercice de cet art utile et bienfaisant.

L'intelligence des langues anciennes, les discussions philosophiques, le développement des vérités mathémati-

ques et les sciences naturelles, en for-
ment en quelque sorte les avenues.
Ces études préliminaires donnent l'habitude du travail, ouvrent l'esprit,
fortifient le jugement, essaient et déve-
loppent l'intelligence; si elles n'amènent pas toujours des vérités utiles
dans l'application, elles servent à pré-
munir contre des erreurs aussi funestes
que dangereuses. Quoique la *nature
des choses* ne fasse pas un médecin,
dit Celse, elle le rend au moins plus
propre à exercer son art. En entrant
dans la carrière, l'homme se présente
comme l'objet immédiat de ses travaux,
le but de ses efforts. Quel intérêt puissant offre un pareil sujet! Ce n'est
point pour satisfaire une vaine curiosité qu'il faut connaître l'homme:
c'est pour être en état de rétablir l'har-

monie dans les ressorts multipliés dont se compose cette étonnante machine.

L'anatomie, d'abord hideuse et dégoûtante, lui dévoile ses merveilles; le besoin de s'instruire, l'amour de son état, lui font supporter avec résignation ces pénibles travaux. Le fer ouvre à son œil étonné les routes de ce petit univers; il admire la structure des organes, leur situation, leurs rapports, leurs usages. Que d'innombrables travaux et d'admirables découvertes ont signalé cette branche fondamentale de l'art de guérir, depuis qu'Érasistrate, le premier, osa porter une main téméraire sur les cadavres humains! On peut dire qu'elle naquit des travaux de Vésale, et que ce grand homme prépara les triomphes et la gloire de la chirurgie. Ruysch, Albinus,

Camper, Morgagni et une foule d'hommes célèbres, consacrèrent leur existence entière à l'étude de l'anatomie.
Aujourd'hui ce n'est plus qu'un vaste
champ, dont l'exploitation continuelle
n'offre plus qu'à glaner; mais dont la
culture sera un sujet éternellement
digne de fixer l'attention de ceux qui
se vouent à l'art de guérir.

Lorsque le souffle de la vie, l'éma-
nation incompréhensible de la Divi-
nité, anime ces ressorts, un spectacle
plus magnifique et plus imposant se
déroule aux regards de l'observateur.
Une physiologie froide pourrait encore offrir avec quelque intérêt l'histoire de leurs fonctions individuelles
et isolées, fixer et satisfaire l'attention
par leur variété et leur multiplicité,
leur but et leurs efforts; mais le phé-

nomène le plus étonnant, c'est le produit général qui résulte de ces actions
particulières ; c'est la chaîne admirable
qui lie et subordonne sans effort les
organes entre eux, qui entretient leurs
mouvemens dans une dépendance ré-
ciproque.

Quel vaste et sublime sujet d'observation ! l'homme développant, soute-
nant, exerçant sa vie ; commandant à
quelques-uns de ses organes et maî-
trisé par d'autres ; en butte à des pertes
continuelles, qui nécessitent des ré-
parations journalières ; capable d'assi-
miler d'autres substances à sa propre
nature ; réduit plus ou moins long-
temps à des fonctions purement ani-
males ; distingué ensuite par une raison
insensiblement développée, qui l'enor-
gueillit et le tourmente ; susceptible

de différentes passions, qu'il parvient quelquefois à vaincre, mais dont il est le plus souvent le jouet et la victime ; doué de la faculté de se mouvoir ; forcé à des intervalles de repos ; passant journellement de l'activité de la veille à l'inaction du sommeil ; trouvant dans la satisfaction de ses besoins des sensations douces, le vrai bonheur, et dans les excès ou les écarts, le chagrin, la douleur et la mort ! Quelle collection immense et variée de phénomènes physiques et moraux ! Le libre exercice de toutes les fonctions constitue l'état de santé ; mais quoiqu'elle semble un état circonscrit de perfection, elle n'est rien moins qu'identique et uniforme : l'âge, les passions, le climat, l'éducation physique et morale, tout ce qui tend

3.

à éloigner l'homme de l'état de nature, modifie la santé, donne naissance aux divers tempéramens et aux caractères, qui se multiplient en se combinant.

Il est facile de juger combien cette physiologie exacte et animée, qui peint la vie et la santé dans leurs différentes conditions, qui en développe avec sagacité les causes, les effets, les phénomènes, doit être étendue et compliquée; combien elle exige d'application et de travail, combien elle présente d'intérêt et de vie, combien elle est importante et nécessaire.

La physiologie est en rapport avec d'autres sciences : mais elle ne vit pas d'emprunt; il est un ordre de vérités qui lui sont propres, qu'elle puise dans l'observation des actes dont la succession et l'ensemble constituent la vie; elle s'enrichit, il est vrai, de plusieurs faits que lui fournissent la physique, la chimie, le calcul; mais ces emprunts ne sont que des accessoires, qui sont loin de former la base de la physiologie.

Troisième lettre.

C'est dans l'état d'altération qui constitue la maladie, que les sujets d'observation se multiplient à l'infini, que la sphère s'agrandit, que le travail et les difficultés croissent en proportion. Cette connaissance de l'homme malade fait l'objet de la pathologie : elle embrasse tous les dérangemens physiques dont nos organes sont susceptibles, toutes les altérations organiques que peuvent offrir leurs tissus, toutes les lésions des propriétés vitales qui les animent. Chaque organe n'a qu'une manière d'être dans l'état de santé : de combien de façons ne peut-il pas s'éloigner de ce mode heureux d'existence ! Que d'effets peuvent en résulter ? L'imagination s'effraie à la vue du nombre immense d'objets divers que le médecin doit non pas examiner ou parcourir avec rapidité, mais scruter avec lenteur et dans tous les détails.

Le libre exercice des fonctions constitue l'état de santé ; sa force et sa durée s'annoncent par cette heureuse harmonie, ce bien-être général dont l'homme jouit dans toute sa plénitude. L'accord parfait qui nous met en rapport avec les objets extérieurs, vient-il a être troublé, voilà le signe de quelque affection particulière. Le mal extérieur se peint et se trahit par son extension, ses résultats; par quelque dérangement dans les parties soumises immédiatement à l'influence des sens.

C'est par l'examen scrupuleux et attentif des phénomènes extérieurs que le médecin est conduit à la découverte des altérations survenues dans la profondeur des organes, qu'il peut en assigner le caractère, en déterminer le siége, en prévenir les résultats; c'est en recueillant, combinant, comparant les différens signes, que le jugement prend à cet égard de la consistance et de la fixité. Le tact médical s'acquiert par le concours soutenu d'une observation attentive et d'une méditation assidue : s'il ne suffit pas toujours pour connaître, il suffit pour guérir; tel est le but de la seméiotique.

Quand et comment le medecin doit-il agir ? quels sont ses moyens, ses ressources ? Voici un nouvel ordre de choses, un nouveau champ à parcourir; le médecin se propose un double but : *rétablir* la santé et la *conserver*.

La nature présente les ressources, et souvent elle se suffit à elle-même : *medicinam faciebat olim rerum natura ;* mais dès que l'homme s'est éloigné de la nature et que les progrès de la civilisation l'ont amené à vivre en société, il s'est créé des besoins et des habitudes qui, en multipliant à l'infini les causes des maladies, ont fait de la santé un véritable baromètre, si j'ose m'exprimer ainsi, soumis à la funeste influence des vices et des passions qu'entraîne à sa suite l'état actuel des sociétés.

L'art vint au secours de la malheureuse humanité, et l'hygiène traça les préceptes nécessaires au maintien de la santé. L'exercice musculaire, la sobriété, la tempérance, en général, tout ce qui rapproche l'homme de la nature et le replace pour ainsi dire dans son état primitif, a été remplacé par des besoins factices, des jouissances éphémères; l'entassement seul des individus dans des espaces circonscrits, entourés de murailles et de fossés bourbeux, altère la pureté de l'air, que mille autres circonstances concourent à vicier; les alimens et les boissons ont été, à force d'art, transformés en poisons. Les passions, qui sont l'ame et le flambeau de la vie, qui devraient être le principe de jouissances pures et délicates, sont devenues la source des tourmens les plus cruels, des maladies les plus hideuses, des crimes les plus révoltans. La veille et le sommeil n'ont plus été déterminés par le besoin, ni réglés par la succession alternative des jours et des nuits; l'usage, la mode, ont perverti la marche simple et bienfaisante de la nature; le corps, subordonné à une foule de circonstances étrangères à l'organisme, a été soumis tantôt à une activité excessive, tantôt plongé dans un état de repos et pour ainsi dire de nullité absolue. Les efforts pour appeler un bonheur imaginaire, ont éloigné le seul solide et véritable, celui que procurent la nature et la sagesse.

Dans ces écarts, qui sont la source d'une foule de maladies, et qui sont d'autant plus nombreux et d'autant plus variés qu'on est plus éloigné de l'état de nature; cette puissance active et bienfaisante qui veille à la conservation de l'individu, fournit à proportion moins de secours et de ressources. Cependant, quoique gênée, contrariée dans sa marche, elle a néanmoins toujours une sorte d'action d'insurgence et d'efficacité. La pathologie, comme on le voit, sert de fondement à la thérapeutique, c'est-à-dire, à l'art de guérir et de traiter les maladies, ou de les rendre supportables.

Qu'aura donc à faire le médecin pour seconder, diriger ou suppléer à la nature dans ces innombrables altérations qu'on lui a décrites, et qui dans la réalité sont encore plus nombreuses et plus variées? Quels motifs le déterminent ? quel sera le but où tendent ses efforts ? comment y parviendra-t-il ? Nul objet plus grave et plus important ne s'offre aux méditations de l'homme; mais aussi, quel intérêt ! quels résultats bienfaisans il présente ! quels ennemis formidables à combattre! La douleur déchirante, les angoisses et la terreur de la mort, de la mort que la sagesse ou le malheur n'empêchent pas de redouter. C'est l'espérance, la santé, les biens les plus précieux et sans lesquels les autres ne sont rien, que le médecin a mission d'apporter à son semblable.

Par quel moyen parviendra-t-il à atteindre un but aussi important ? Ici la richesse et la fécondité semblent pécher par l'excès; avec le nombre des ressources augmentent l'embarras,

l'incertitude du choix et de l'application. Tout peut devenir un agent utile,
un puissant auxiliaire : les passions,
l'exercice musculaire, le repos, tous les
corps de la nature peuvent se trans-
former en moyen de guérison. C'est
ici que la chimie, la physique et l'histoire naturelle ont été d'un grand
secours à la médecine ; les travaux et
les découvertes faites dans ces sciences,
ont fourni à l'art de guérir de grandes
lumières, des secours utiles, des re-
mèdes efficaces.

L'exposition individuelle des lésions
dont l'organisme est susceptible, destinée à procurer des notions précises
et propres à déterminer l'application
et l'emploi des moyens thérapeutiques,
eût été immense et même illimitée.
Pour abréger, pour simplifier un tra-

vail pénible, mais indispensable, on a établi des centres de rapports et de ralliement, et d'après une conformité reconnue ou présumée de causes et de symptômes, on est parvenu à classer les maladies. Il faut le dire, la nosographie a été souvent l'ouvrage des théories; mais tout en faisant cette concession, il est juste également de reconnaître que dans l'immense majorité des cas, l'observation consciencieuse des faits, la pratique et l'analyse philosophique, impartiale et sévère, ont produit les résultats les plus heureux pour la science et pour l'humanité.

Quatrième lettre.

Tu ne saurais croire, mon enfant, combien il y a loin de ces connais-

sances puisées dans les livres, quelque
vastes et quelque profondes qu'elles
soient, à celles qui sont le fruit d'une
longue expérience. Il faut avoir su appliquer et réaliser les préceptes de la médecine au lit des malades. Dans cet art,
une instruction pratique est d'autant
plus nécessaire qu'une maladie n'est jamais et ne peut jamais être nécessaire-
ment la même. En supposant qu'au lieu
de ces dessins méthodiques et compas-
sés de certains auteurs, on eût les ta-
bleaux fidèles et vrais de l'inimitable
Hippocrate, mille circonstances rela-
tives à l'âge, au sexe, au tempérament,
au climat, aux causes efficientes, donnent lieu à quelque modification, soit
dans les symptômes, soit dans les effets
des médicamens. Il faut donc que l'étude
prépare les matériaux que la pratique

met en œuvre ; il faut donc que celle-ci se développe par l'exercice et la réflexion. Sans leur réunion le praticien n'est plus qu'un médicastre, un automate, un drogueur servile et inconsidéré, un inepte routinier, ou un systématique opiniâtre. Tantôt intrépide, audacieux, il compte aveuglément sur les promesses d'une théorie souvent décevante et fallacieuse ; tantôt incertain, timide, il marche en tâtonnant comme un aveugle. Un pilote, n'ayant appris la manœuvre et la géographie que sur les cartes, et qui voudrait guider un vaisseau dans un voyage de long cours, aurait moins de périls à braver et à craindre.

La médecine ne se borne point à soulager l'humanité souffrante ; c'est encore une source où viennent puiser les hommes de génie qui travaillent au bonheur des peuples en propageant les lumières; elle ouvre indistinctement ses trésors au législateur, au philosophe, au moraliste. Ainsi les ouvrages de J. J. Rousseau attestent que ce philosophe, l'écho de Montaigne, lorsqu'il lance ses sarcasmes contre l'art de guérir, a puisé les principes de son Émile, quant à la partie de l'éducation physique, dans les écrits de l'école de Montpellier. Tout ce qu'il dit n'est qu'une habile compilation de ce que les médecins anciens et modernes ont écrit sur cette matière. Par quelle fatalité arrive-t-il que les vérités de l'hygiène, publiées par les médecins, aient glissé sur les esprits, tandis qu'elles ont opéré des prodiges sous la plume du philosophe de Genève? La vérité aura-t-elle donc toujours besoin des charmes du style pour trouver accès dans l'esprit des hommes? Les ouvrages de Locke, de Malebranche, d'Helvétius, de Condillac, etc., prouvent entièrement que la médecine et la philosophie n'ont cessé d'habiter sous le même toit, et de former une même famille. Chose admirable! que la médecine puisse se glorifier d'avoir produit les créateurs des sciences qui font le plus d'honneur à l'esprit humain : Copernic, qui le premier fit connaître le véritable système du monde; Locke, qui fit pour les idées ce que Copernic avait fait pour les corps célestes; et Quesnay, enfin, le premier maître en économie politique! Qu'on ne s'étonne pas qu'accoutumés à réfléchir et à résoudre

les problèmes de philosophie naturelle
les plus compliqués et les plus difficiles, les médecins portent sur des
objets, étrangers en apparence à leurs
méditations habituelles, un œil scru-
tateur et un esprit lumineux; toujours
occupés à remonter de l'effet à la cause,
comme à redescendre des causes aux
effets; observant l'homme dans toutes
les conditions de la société, de la santé
et de la vie, admis dans l'intimité des
individus et des familles; obligés de
scruter le fond des cœurs, ils doivent
se trouver naturellement conduits sur
toutes les routes où l'esprit humain
s'avance et trop souvent s'égare. Un
jour peut-être sortira de leurs rangs
un homme qui, profitant de tous les
avantages de sa profession et de son
époque, séparant nettement les réalités

des chimères, fondera la véritable philosophie, cette science des choses,
comme l'appelait le sage Locke; science
que les esprits bien-faits ont de tout
temps devinée, dont les fondemens
existent épars, mais ne furent jamais
réunis en un corps de doctrine.

Cinquième lettre.

L'empereur Justinien disait que la
médecine est la mère de toutes les
vertus. Les médecins ne sont point
assez présomptueux pour appliquer
exclusivement à leur art ce mot célèbre d'un prince éclairé; mais on peut
avouer hardiment qu'il n'est point
d'état dans la société, où l'homme
puisse être à même de rendre à ses
semblables plus de services réels et

inestimables; qu'il en est peu, enfin, dont l'exercice exige plus impérieusement le concours heureux de la science et des vertus sociales. L'histoire, ce juge impartial, nous offre un exemple mémorable des maux qu'entraîne à sa suite la démoralisation d'un médecin que la fortune se plut à combler de ses faveurs et qui joua un rôle important dans un des plus vastes empires qui ait jamais existé : je veux parler de Vectius Valens, médecin de l'impudique Messaline, complice et témoin impassible d'une débauche effrénée, et que l'ancienne Rome flétrit d'un supplice infamant.

Les dons de l'esprit et du génie, les connaissances les plus vastes, les plus étendues et les plus variées, sont loin de suffire au médecin praticien. En s'annonçant sous ce titre à la société, en ambitionnant sa confiance, il s'impose des devoirs importans et difficiles; voué au soulagement de l'humanité souffrante, il s'engage à ne jamais rester sourd au cri de la douleur, à voler dès que ce signal impérieux retentit. Dès-lors plus de loisir, plus de liberté, plus d'existence propre : enchaîné, par des devoirs sacrés et imprescriptibles, aux souffrances et à la douleur de l'espèce humaine, l'infortuné qui gémit sous le poids de la maladie, attend de lui ou l'espérance consolatrice ou la guérison. Peut-on alors admettre un refus, un prétexte, que dis-je, un délai? Le sacrifice ou l'interruption des repas, du sommeil, des plaisirs même les plus innocens, sont un tribut qu'impose

l'exercice pénible de cet art utile. Sui-
vons au lit des malades le médecin
vraiment digne de ce nom; observons-
le dans le cours d'une pratique honorable et souvent peu lucrative, où l'on
confie à sa probité et à sa discrétion
le repos et l'honneur des familles;
admirons-le sur les champs de bataille,
prodiguant sa vie et ses soins aux mal-
heureuses victimes de ce terrible fléau,
bravant la mort au sein des hôpitaux
et affrontant courageusement les mias-
mes redoutables de la contagion. L'histoire de la médecine offre le plus
brillant tableau, et le grand nombre
d'hommes illustres qui ont honoré
cette profession par le dévouement le
plus absolu à la cause de l'humanité
et les vertus les plus éminentes, est
le meilleur argument qu'on puisse

opposer aux détracteurs de cet art utile et bienfaisant. Parmi les nombreux exemples que fournissent les annales de la médecine, qu'il me soit permis de citer Petit, l'illustre Petit, dont le nom suffit pour rappeler le grand chirurgien et le véritable philantrope. Cet homme admirable, dont le souvenir sera éternellement cher aux amis de la science et de l'humanité, consacrant plus de 60,000 francs pour donner des médecins aux pauvres de sa patrie, en même temps qu'il cherchait à aplanir les difficultés de l'art, a rendu ses projets plus rapides, ses secours plus sûrs, plus efficaces et plus multipliés.

Sixième lettre.

Je vais maintenant, mon cher ami,

te faire connaître en détail les qualités
morales requises dans le médecin.
L'humanité y tient d'abord le premier
rang : j'entends par là cette sensibilité
qui nous fait compatir aux maux de
nos semblables, et qui nous excite
puissamment à les soulager; cette sollicitude sympathique qui nous rend
inquiets sur mille petites circonstances
indifférentes aux yeux du vulgaire,
mais qui peuvent contribuer efficacement à soulager le malade : aussi on
peut regarder comme un bien précieux
l'amitié d'un médecin éclairé. Cette
même sympathie éveille naturellement
la confiance et l'affection du malade;
il s'établit entre ces deux êtres une
liaison intime, une étroite affinité, et
quelque pénible que soit cette vie de
tribulation, elle s'embellit et s'adoucit

par l'intime conviction que l'on a
rempli ses devoirs, et la douce satisfaction d'avoir fait le bien ; car la vertu
porte en elle-même sa récompense.
Le serment qu'Hippocrate imposait à
ses disciples, peint toute la noblesse
de son ame : ils juraient par les dieux
d'être reconnaissans envers leurs mai-
tres, affectueux envers leurs confrères,
pleins d'amour pour les hommes, de
zèle et de dévouement pour les malades; d'être prudens, sobres, discrets,
charitables et désintéressés.

Les hommes les plus sensibles ayant
journellement devant les yeux des scènes de souffrances et de misère, peuvent acquérir avec le temps ce sang-
froid et cette fermeté d'ame, si précieuse dans la pratique de la médecine.
Ils peuvent sentir vivement tout ce que

la compassion a de sublime, sans cesser pour cela d'être hommes. L'expérience journalière démontre qu'un caractère doux et humain s'allie très-bien avec la force d'esprit, et que des manières rudes et grossières sont en général le partage de la médiocrité et de l'égoïsme.

Il est une autre qualité qu'on aime à rencontrer dans le médecin, c'est cette égalité d'ame qui lui fait suppor-ter patiemment et avec gaîté les désa-grémens et les contradictions si com-munes dans la pratique.

Il existe une classe de malades qui mettent la patience du médecin à une rude épreuve; je veux parler de ces infortunés qu'on désigne en terme de l'art sous le nom de névropathiques (qui souffrent des nerfs). Quoique leurs souffrances paraissent en général exagérées, il est aussi cruel qu'absurde de les tourner en ridicule ou de les négliger sous prétexte que leur état tient à une imagination en délire. Le désordre des facultés intellectuelles étant aussi bien du domaine de l'art que les lésions des organes et de tous les maux les plus cruels, il est du devoir du médecin de s'y montrer d'autant plus sensible.

Un homme de l'art est souvent appelé par la nature même de sa profession à connaître les intérêts privés, les secrets des familles : il est facile de concevoir combien la réputation et le bonheur de ses cliens peuvent dépendre de sa probité et de sa discrétion. Le secret est particulièrement requis à l'égard du sexe ; sans parler des égards qu'on lui doit, la santé d'une femme peut se trouver dans des circonstances telles que, par un effet de sa délicatesse naturelle, elles soient de nature à être cachées, sans que néanmoins elles intéressent en aucune manière sa réputation ; et il est des cas où le secret de ces circonstances peut influer puissamment sur sa fortune, sa santé et son bonheur.

La tempérance et la sobriété sont des vertus indispensables chez un médecin. Dans le cours de la pratique il se présente souvent des cas embarrassans, qui exigent les plus grands efforts de jugement et de mémoire, et par conséquent le libre exercice de notre raison. Je veux encore mettre au nombre des qualités les plus estimables dans un praticien, cette bonne foi qui le rend accessible à la conviction, et aussi prompt à reconnaître ses fautes qu'à les réparer.

Septième lettre.

Je passe maintenant à quelques observations sur le *decorum* et quelques objets particuliers, qui contribuent efficacement à maintenir la dignité de notre profession. J'ai déjà eu l'occasion de te faire observer quels étaient les devoirs d'un médecin à l'égard de ses malades; comment il devait étudier leur caractère, leur tempérament, et l'indulgence qu'il pouvait leur accorder toutes les fois qu'elle ne compromettait point leur existence.

Un malade ou un de ses amis proposeront un remède qu'ils regardent comme utile et efficace, et qui dans le fait peut l'être; quelquefois ils suggéreront au plus habile docteur l'essai d'un médicament auquel il ne songeait nullement : il est alors de son devoir de l'adopter. Cependant il n'est pas rare, malheureusement, de rencontrer des médecins qui refusent d'en faire usage, sans égard pour son utilité réelle, sous le prétexte apparent de sauver la dignité de l'art, mais guidés dans le fond par un invincible amour-propre. Une pareille conduite est inexcusable. Tout homme a le droit de parler lorsqu'il s'agit de sa santé ou de sa vie; et pourquoi n'appartiendrait-il pas aussi à l'amitié de donner un avis lorsqu'il s'agit d'une existence précieuse? Il est du devoir d'un malade et de ceux qui l'entourent, d'accorder toute leur confiance et de déférer aux ordres du médecin; mais il convient aussi que ce dernier écoute avec attention, et examine de bonne foi les avis qu'il peut recevoir des personnes étrangères à l'art, mais vraiment intéressées au salut du patient. S'il les désapprouve, il doit le déclarer de manière à faire voir que son refus n'est dicté que par la conviction et le sentiment intime de ses devoirs, et qu'on ne saurait l'attribuer à une sotte opiniâtreté ou à une vanité coupable. Si le malade s'obstine à faire l'essai d'un médicament dangereux, le médecin doit refuser son ministère en déplorant l'impuissance où il est d'empêcher le mal.

Le médecin est souvent obligé de déclarer à ses malades leur véritable situation lorsqu'elle est dangereuse. Dans ce cas il est quelquefois excusable et nécessaire de s'écarter de la vérité.

Il survient quelquefois des rivalités et des querelles entre les gens de l'art, qui peuvent être préjudiciables aux malades. Un homme d'honneur, un praticien probe, humain et consciencieux, appelé en consultation avec un adversaire, dépouillera tout sentiment de haine, toute prévention; il sera abnégation de lui-même, pour ne voir que le salut du patient. Les disputes de médecins qui se terminent par un appel au public, déshonorent l'art et flétrissent ceux qui l'exercent.

Lorsque de jeunes médecins sont appelés en consultation avec d'anciens confrères, ils doivent se conduire avec modération; à part les égards et le respect dûs à l'âge, on doit tenir compte à un ancien praticien de sa longue expérience; car en médecine

les systèmes éprouvent des révolu-
tions si subites, qu'un vieux médecin
et un jeune s'entendent rarement dans
la discussion. C'est faire preuve d'un
manque absolu de bienséance, que de
chercher à tourner en ridicule des
opinions surannées; un peu de réflexion et d'expérience apprendront
bientôt au mauvais plaisant que les
théories qu'il admire et qu'il adopte,
ne sont ni plus solides ni moins
trompeuses que celles qu'il méprise
et condamne souvent sans examen.

Quant au caractère du médecin, il
peut être affable sans bassesse, grave sans
affectation, enjoué sans légèreté; il peut,
en un mot, s'accommoder naturellement aux circonstances. Il doit autant
que possible se préserver de la plus
petite singularité dans sa conduite, et

de tout ce qui peut le rendre ridicule.
Les jeunes médecins se tromperaient
grossièrement, s'ils voulaient copier
les manières de leurs anciens ou sin-
ger quelque célébrité. C'est en vérité
une observation qui ne nous fait pas
beaucoup d'honneur, mais qu'on vé-
rifie souvent, que les singularités d'un
grand praticien qui passeraient chez
d'autres hommes pour des ridicules,
ne font qu'ajouter à sa réputation par
leur influence sur l'imagination du
public.

Le médecin est dans l'erreur, s'il
croit qu'il est des soins et des devoirs
au-dessous de sa dignité, lorsqu'ils peuvent contribuer au soulagement du
malade. Quand la nécessité l'exige, il
doit au besoin devenir garde-malade ;
mais si par tout autre motif il cherche

bassement à remplir l'emploi d'un subalterne, il se dégrade alors lui-même, non parce que l'action est au-dessous de la dignité de l'art, mais par cela même qu'elle ne sied point à un homme bien né. Il faut que les soins qu'il donne à son malade soient proportionnés à l'exigence du cas. Comme le médecin est le seul juge compétent dans cette matière, il doit régler ses visites en conséquence ; alors la délicatesse lui fera retrancher toutes celles qui ne pourraient servir qu'à enfler son mémoire.

Il est de la dernière importance qu'un médecin accorde dans sa visite toute son attention au malade ; ainsi point de distraction d'aucune nature. Cet air affairé et préoccupé qu'on remarque souvent chez certains méde-

cins, est une pure affectation ; néanmoins chez quelques-uns cela tient à
un défaut d'ordre dans leurs affaires,
et à ce qu'ils ne savent point écono-
miser le temps ; chez d'autres, enfin,
cela résulte d'une mobilité dans les
idées, d'une perpétuelle activité d'esprit. Quoi qu'il en soit, le médecin doit
se corriger de bonne heure de ce défaut, afin qu'il ne dégénère point en
habitude et n'ébranle la confiance de
ses cliens.

Huitième lettre.

Je termine, mon ami, par quelques
observations sur un reproche odieux,
fait aux médecins qu'on accuse d'incrédulité et de mépris pour la religion.
Je puis t'assurer que les médecins les
plus distingués ont été remarquables

également par une piété sincère et éclairée : je te citerai seulement Harvey, Sydenham, Boerhaave, Stahl, Hoff-mann, Jean-Louis Petit, etc. Il est facile de remonter à la source de cette calomnie. Des hommes d'un savoir vaste et profond, accoutumés à penser et à raisonner librement sur toute sorte de sujets, supportent impatiemment le joug d'une autorité qui prétend à la souveraineté et à l'examen des consciences, et qui veut dicter ce que l'on doit croire. Cette liberté de penser, mais en même temps leur charité et leur modération à l'égard de ceux qui professent des opinions différentes, ont été souvent qualifiées d'incrédulité, de scepticisme ou au moins d'une indifférence blâmable en matière de religion. Aigris par de semblables accusations, ceux qui étaient au contraire de vrais chrétiens, se sont exprimés quelquefois de manière à donner prise à leurs adversaires ; voilà ce qui a fourni à ceux-ci l'occasion de les calomnier. Telle a été, je crois, la source de cette accusation intentée si souvent et avec aussi peu de justice que de vérité contre les médecins.

De toutes les études, celle de la médecine devrait être la moins suspectée de conduire à l'incrédulité. Une connaissance intime des ouvrages de la nature élève l'ame à la plus sublime conviction de l'Être suprême, en même temps qu'elle dilate le cœur, lui découvrant toute l'étendue de sa providence. Il se trouve des circonstances particulières dans la profession du médecin, qui doivent naturellement

6.

le disposer à porter ses regards au-delà de la scène du monde. Il voit fréquemment des hommes, hier dans la joie et le bonheur, aujourd'hui accablés de maux, devenir la proie d'une mort lente et douloureuse, et quelquefois lutter contre les tourmens d'un esprit en délire. Qui ne croira que des scènes aussi affligeantes ne doivent attendrir le cœur plutôt que de le fermer aux sentimens de l'humanité, et lui inspirer du respect pour la religion, à qui seule il appartient de soulager les maux de l'ame ; pour cette religion qui enseigne à jouir de la vie avec modération et à la perdre avec courage.

Je ne chercherai point à me justifier de m'être un peu écarté de mon sujet, en traitant une matière aussi sérieuse :

J'ai pensé qu'en parlant des devoirs et des qualités d'un médecin, il était important que je fisse tous mes efforts pour détruire un reproche si injurieux à notre profession. Ici je m'arrête. J'ai rempli ma tâche bien imparfaitement, sans doute ; il y aurait encore beaucoup à dire, mais je laisse ce soin à une plume plus éloquente. Mon devoir était de t'éclairer sur les difficultés que tu éprouveras dans l'étude et la pratique de notre art, sur les obligations qu'il t'impose envers toi-même et envers la société ; de te faire connaître, enfin, les qualités nécessaires à l'homme qui se voue à l'exercice d'une profession aussi utile qu'honorable. Puissé-je avoir réussi, c'est la seule récompense que j'ambitionne.

NOTES.

a. A propos de l'accusation d'impiété intentée contre les médecins, je citerai une anecdote peut-être ignorée. L'auteur du Dictionnaire des athées ayant rencontré le professeur Pinel, lui dit, en lui serrant la main : ah çà, je vous ai placé parmi les forts dans mon Dictionnaire. C'est très-bien, répondit l'illustre nosographe, je vous promets une large part dans mon Traité sur l'aliénation mentale.

b. On lit dans le poëme du médecin Delaunay, au sujet de la discrétion qu'il recommande à ses confrères :

Des plus graves secrets souvent dépositaire,
Parlez plutôt moins bien et sachez mieux vous
taire.
Un fait que vous narrez établit un soupçon,
Et le soupçon conduit aux sources du mystère.

c. Le même Delaunay dit encore, en parlant du ridicule que le médecin doit éviter :

N'allez pas en docteur pompeusement comique,
Hérisser vos discours de grec et de latin :
Dans ce siècle éclairé cet appareil est vain.
Les sciences n'ont plus d'enveloppe mystique,

Et si votre malade était un homme instruit,
Délibérez ensemble, et de votre conduite
Faites lui concevoir les raisons et la suite.
Pour soulager le corps, tranquillisez l'esprit.

———

DE L'INFLUENCE

Travaux intellectuels

L'ORGANISATION ET LA SANTÉ DES ENFANS.

Mens sana in corpore sano.

Les soins que l'on donne à l'enfant décident de l'homme à venir. Il est rigoureux de dire que, plus flexible que la jeune plante, l'enfant peut recevoir toutes les directions, s'il est d'ailleurs convenablement organisé.

Ces premiers soins, diversement dirigés, peuvent faire du même individu
un héros ou un lâche Thersite, un
prototype de force ou un exemple
déplorable de débilité, un être d'une
intelligence supérieure ou une espèce
d'idiot, voisin, sinon au-dessous de
la brute.

Il n'y a pas d'époque de la vie où
la santé n'ait à souffrir des travaux de
l'esprit lorsqu'ils sont excessifs; mais
les résultats de ces sortes d'excès doivent être plus funestes encore dans
l'enfance, lorsque le cerveau, à peine
formé, offre une délicatesse et une im-
pressionnabilité, qui vont en dimi-
nuant avec l'âge.

Considérés dans le jeune âge, les
travaux intellectuels ont des effets rela-
tifs à l'état où se trouve la constitution

individuelle. Ainsi, le cerveau dont le développement n'est point encore terminé, acquiert par l'exercice de la pensée une énergie et un volume extraordinaires; les facultés morales deviennent à la vérité prodigieuses, mais cet avantage est tristement compensé par les inflammations cérébrales, qui amènent l'hydrocéphale (hydropisie du cerveau), et par la langueur du reste du corps, dont le développement demeure imparfait. Les muscles sont grêles et faibles, la poitrine étroite, le ventre volumineux, la peau sans énergie et toujours étiolée, puisque l'étude exige la réclusion dans des lieux à l'abri d'une vive lumière; les inconvéniens du défaut d'exercice se réunissent donc à ceux qui résultent de la surexcitation du cerveau et de ses dépendances. Il est facile de concevoir quelle foule de maux doivent être la conséquence d'un genre de vie si peu en rapport avec les besoins du jeune âge. C'est surtout chez les enfans scrofuleux et rachitiques que l'on observe les effets les plus désastreux de cette instruction hâtive. Les enfans qui se font généralement remarquer par le développement de la tête, la grande précocité de l'intelligence et la délicatesse des membres, auraient besoin que l'on cherchât à diminuer cette activité de l'esprit, qui s'usera rapidement et entraînera, sinon leur perte, au moins celle des brillantes qualités dont les parens étaient si fiers, sur lesquelles ils fondaient un espoir en apparence si juste. Mais loin de là, on augmente encore cette excitation,

en employant tous les moyens possibles. Les caresses de la mère, les
récompenses les plus désirées, l'ému-
lation, les louanges, la flatterie même,
on met tout en œuvre pour obtenir des
résultats merveilleux, et qui n'abou-
tissent qu'à user en quelques mois et
avant son développement, une intelligence qui, ménagée avec art, eût fourni
une brillante carrière.

On aurait peine à se faire une idée du
nombre de ces malheureux enfans que
l'on sacrifie ainsi chaque année. On observe très-souvent chez les sujets scrofuleux ou disposés aux scrofules, des
maladies funestes, causées par la trop
grande activité que l'on avait donnée à
leur esprit; et chez quelques-uns de ces
jeunes infortunés, dont la maladie n'a-
vait pas offert dès le début une gravité

7

extrême, on voit la même cause retarder indéfiniment la guérison. Ne voit-on pas journellement des enfans de quatre à six ans, doués des qualités les plus brillantes, succomber, malgré les soins les plus assidus et les plus éclairés, à des maladies auxquelles des sujets moins heureusement partagés sous le rapport des dons de l'esprit, échappent très-facilement. Ces enfans manifestent ordinairement et pendant tout le cours de leur maladie une espèce de passion pour les livres et les études, et augmentent encore l'admiration de leurs parens par cette précocité de l'intelligence, qui a été favorisée par tous les moyens possibles et à laquelle on doit rapporter un aussi triste résultat.

Ce n'est pas sans étonnement que

j'ai lu dans un journal, qu'aux États-
Unis d'Amérique, parmi les livres destinés aux enfans de trois à quatre ans,
on trouve des manuels de botanique,
de géométrie, d'astronomie. On regarde comme la meilleure méthode
d'enseignement celle qui agit sur l'esprit de l'enfant par les moyens les plus
rapides, sans s'inquiéter de leur influence sur la santé, ou de toute autre
considération. J'ai vu souvent avec
douleur des enfans âgés de moins de
trois ans, réciter des fables, des histo-
riettes qu'on n'avait cessé de leur faire
répéter pendant plusieurs jours avec
acharnement ; ces enfans passaient en
outre dans les écoles ordinaires cinq
ou six heures par jour.

Il est très-rare qu'on garde les enfans
à la maison lorsqu'ils ont une fois at-

teint l'âge de quatre ans. A peine sont-
ils de retour de l'école qu'on emploie
tous les moyens possibles pour leur
faire apprendre des leçons addition-
nelles ou parcourir des livres et des
magasins destinés aux enfans, et l'on
continue ainsi jusqu'à ce que leur système nerveux soit affaibli et leur santé
ruinée.

Combien voit-on d'enfans de sept à
huit ans, mourir doués des qualités
les plus brillantes et qui ne font qu'ac-
croître la douleur de leur perte. D'autres
arrivent à un âge plus avancé, mais
avec une organisation délabrée, un
système nerveux ébranlé, et consé-
quemment disposés à une foule d'affections nerveuses. Parmi ces derniers,
plusieurs, parvenus à l'âge de la viri-
lité, ne conservent que des facultés

intellectuelles peu remarquables , et deviennent ainsi les instrumens passifs de ceux qui dans le premier âge de la vie leur étaient tout-à-fait inférieurs. C'est peut-être parce que les hommes qui se chargent de l'éducation de l'enfance ignorent totalement les lois de l'organisation, que les méthodes d'enseignement ont toujours été si vicieuses. Certes, s'il convient à quelqu'un de tracer les règles fondamentales de l'éducation, c'est sans contredit au médecin philosophe.

Il ne nous appartient pas d'entrer dans aucun détail sur ce sujet intéressant ; tout ce que nous pouvons faire, c'est d'élever la voix contre cet abus déplorable ; d'essayer, comme médecin, d'éclairer les parens sur les dangers de cette éducation intellectuelle prématurée. Ces maux ont été appréciés depuis long-temps, et cependant ils ont continué à augmenter en proportion de l'accroissement que prennent chaque jour les classes de la société, où l'aisance permet de s'occuper d'une manière active de l'éducation de l'enfance. Les jouissances que procure l'instruction, les avantages qu'elle assure et promet pour l'avenir, sont des motifs qui agissent puissamment sur l'esprit des parens et leur font négliger des avertissemens salutaires. C'est pour remédier à ces fâcheux résultats, et dans le but de développer également les organes et les facultés intellectuelles, qu'il fut ouvert en 1829, auprès de Philadelphie, un établissement, connu sous le nom de Collége du travail manuel, et qui semble jusqu'à ce

jour avoir parfaitement répondu à l'in-
tention des fondateurs. On suit dans
cette école toutes les branches des études classiques, avec cette différence que
les heures de récréation sont employées
à un travail manuel utile, et qui doit
à la fois exercer l'habileté des enfans,
leur donner de la dextérité, de la force
et de la santé, et les mettre à même
de se suffire dans toutes les vicissi-
tudes de la vie. Aujourd'hui il y a
dans la plupart des grandes villes, et
même dans presque tous les établissemens consacrés à l'éducation des
jeunes gens et des demoiselles, des
cours de gymnastique destinés à régu-
lariser les mouvemens du corps, à
rétablir l'équilibre entre les différens
organes que les habitudes sociales
tendent continuellement à déranger.

Il est à désirer que de pareils établissemens se multiplient en France. Nous devons appeler de tous nos vœux cette importante modification dans l'éducation de l'enfance; en attendant, les parens à qui leur fortune ne permet pas d'envoyer leurs enfans dans de semblables établissemens, feront sagement d'y suppléer à domicile; ils feront exécuter des travaux manuels à leurs enfans, proportionnés à leur âge et à leur force.

Quant aux colléges, aux maisons d'institutions particulières, aujourd'hui si nombreuses, il serait à désirer que chaque jour, dans l'intervalle des classes, et sous la surveillance d'un professeur, les élèves se livrassent aux divers exercices du corps, la lutte, le saut, l'escrime. Lorsque la saison le permet, l'exercice de la natation sera fort utile : il réunit le double avantage de développer les muscles et de fortifier le corps, les bains froids jouissant, comme chacun le sait, d'une propriété tonique. Nous recommandons les bains généraux tièdes, malheureusement trop négligés aujourd'hui, simultanément avec la gymnastique, comme les moyens les plus propres à rétablir l'équilibre entre les organes. Les anciens en avaient reconnu l'utilité, et ils devaient sans doute à l'observation de ces préceptes ces organisations fortes et vigoureuses qui font encore aujourd'hui l'objet de notre admiration. Les enfans en bas âge qui offrent le développement d'une intelligence précoce avec des formes grêles et une santé délicate, devront être soumis aux frictions sèches, au massage; ils seront couchés sur des sommiers remplis de plantes aromatiques; on leur fera respirer un air vif et pur; ils prendront un peu de vin généreux; on observera enfin les préceptes les plus rigoureux de l'hygiène, et l'on se gardera surtout de fatiguer le cerveau de ces innocentes créatures. Telles sont les règles à suivre, selon nous, pour l'éducation physique de l'enfance.

Quant à la partie intellectuelle, qu'il nous soit permis d'entrer à cet égard dans quelques développemens.

Exercer l'intelligence d'une manière tellement convenable qu'elle puisse atteindre son dernier degré d'étendue, tel est le problème de toute éducation. C'est sans contredit le plus difficile à résoudre qui se soit jamais présenté à l'esprit humain. Il faut bien que cela soit ainsi, puisque depuis qu'on s'occupe d'élever des hommes, on n'a pu découvrir encore que des méthodes plus ou moins absurdes, plus ou moins barbares, pour atteindre ce but désirable. A voir la manière dont on s'y est pris de tout temps, et dont on s'efforce encore de s'y prendre pour instruire la jeunesse, ne dirait-on pas qu'on désire la retenir dans une ignorance éternelle ? Dès que quelques philantropes éclairés proposent quelques améliorations aux systèmes adoptés, ne voit-on pas s'élever contre eux des barrières insurmontables ? Quel est donc l'intérêt absurde qui pousse ceux qui se disent destinés à diriger les autres, à rejeter avec obstination tout ce qui peut répandre les lumières, ces bienfaitrices de l'humanité ?

La nature semble nous tracer elle-même la marche que nous avons à suivre. Les seuls instrumens qu'elle nous ait donnés pour acquérir des connaissances, ce sont nos sens : la première loi de l'éducation c'est donc d'exercer nos sens. Le désir d'apprendre, la curiosité si naturelle, je dirai si nécessaire à l'enfance, fait qu'elle se prête avec avidité à ce genre d'instruction. L'enfant est porté par son organisation à appliquer ses sens ; il regarde, il écoute, il palpe, il flaire, il touche tous les objets qui sont à sa portée : il est essentiellement observateur. Le premier point est donc de lui fournir des occasions nombreuses d'exercer son penchant à l'observation.

Dans presque toutes les méthodes d'enseignement on cherche à faire rai-

sonner les enfans; quelle absurdité!
raisonner, eh! sur quoi? N'est-il pas évi-
dent qu'avant de raisonner il faut pos-
séder des matériaux de raisonnement,
c'est-à-dire des matières de comparai-
son, des faits, en un mot? Le cerveau,
encore peu développé dans le premier
âge, l'est cependant assez pour être
frappé des divers phénomènes de la
nature, transmissibles par la voie des
sens. Exercer les sens, fournir à l'enfant
de nombreuses occasions d'observer,
voilà donc la première loi de l'éducation : elle est, comme on voit, déduite
de l'organisation et fondée sur la nature.

Comme tout doit tendre en dernière
analyse à produire le raisonnement,
et comme la nature a besoin d'accu-
muler les faits pour arriver à ce but,

elle a singulièrement développé la mémoire des enfans. Cette observation n'est échappée à personne; mais voyez quelle merveilleuse conséquence on en a tirée. N'a-t-on pas prétendu qu'il fallait farcir la tête de ces pauvres malheureux de grec, de latin, de mots barbares, de mathématiques et de tant d'autres choses inintelligibles pour eux? N'était-il pas plus simple de ne leur faire retenir que des faits avérés, positifs, seule base d'une instruction solide, seule cause de la différence qui existe entre l'homme supérieur et l'homme médiocre.

Mais, dit-on, les langues sont bonnes à apprendre. Et qui dit le contraire? Mais pour les langues vivantes, enseignez-les par l'usage : elles seront plus vite et mieux apprises. Pour les langues mortes, attendez que l'enfant ait plus de jugement, que surtout il sente la nécessité de les connaître; faites en sorte qu'il le désire. Ce seul mot résume presque tout le système d'une bonne éducation. Le point le plus important dans l'art d'élever les enfans, c'est sans contredit celui de leur faire naître le désir d'apprendre, de savoir; de leur en faire sentir l'utilité. Il faut que l'instruction se communique par le plaisir, et non par les peines et les pensums; voilà quel doit être le but constant des efforts d'un maître habile. Mais que ce but est difficile à atteindre! qu'il faut être ingénieux pour trouver incessamment des nouveaux moyens de piquer la curiosité, d'entretenir ce vif désir d'apprendre! aussi, combien le maître est-il agréable-

ment récompensé par les progrès de
ses élèves !

Il est encore une question importante que nous ne pouvons passer sous silence : l'éducation doit-elle être la même pour tous les individus ? n'existe-t-il point des dispositions , des aptitudes particulières à tel ou tel genre d'instruction ou de talent ? Dans cette discussion on est allé trop loin de part et d'autre ; les uns ont trop accordé à la puissance de l'éducation, les autres trop peu. Nul doute que le cerveau ne soit, comme tous les autres organes, différemment constitué chez les divers individus. Certes, son organisation intime et son volume doivent varier comme l'organisation intime du poumon et du cœur, du foie, du rein, des testicules ; par conséquent on

pourrait dire qu'il n'y a pas deux individus parfaitement semblables sous ce
rapport. C'est dans de pareilles circonstances que la cranologie, qui
devrait être une science familière aux
parens et surtout aux professeurs,
serait d'une utilité pratique incon-
testable, une véritable boussole pour
le choix d'un état et la direction à
donner aux études de l'enfant. Lorsqu'on a dit que l'homme pouvait ce
qu'il voulait, bien entendu qu'on n'a
pas prétendu parler des idiots, ni de
ceux qui s'en rapprochent par leur
organisation encéphalique, mais de
ceux que la nature avait doués d'une
bonne constitution. Je crois qu'on
peut même ajouter qu'un organe faible
est susceptible de se développer autant
que tout autre, s'il est exercé avec les

ménagemens convenables. Mais que d'art, que de précaution, que de patience ne faut-il pas pour obtenir alors les mêmes résultats !

Nous ne nous flattons point d'avoir épuisé dans cet opuscule une matière aussi étendue que celle-ci : nous savons qu'il reste beaucoup à dire, et nous en laissons le soin à une plume plus éloquente. Tout ce que nous désirons, c'est que les gens du monde y aient trouvé quelques conseils salutaires. Quant aux médecins instruits, consciencieux et vraiment philantropes, ils sont persuadés qu'une formule morale bien établie et bien employée, leur sera plus d'honneur, et sera plus utile dans certaines circonstances qu'un séton, un cautère, des bains, un catalogue informe, et très-souvent pernicieux, de drogues incendiaires et délétères.

Un temps viendra, et ce temps n'est pas éloigné; un temps viendra, dis-je, où les médecins, convaincus de ces vérités et de ces principes, compteront pour rien ou pour très-peu le mécanisme, le matériel de leur science, et pour beaucoup la philosophie de l'art même, c'est-à-dire, la double connaissance de l'homme physique et de l'homme moral, et l'heureuse facilité de les combiner tous les deux dans l'exercice de leur profession.

DE LA
Jeunesse médicale

AU

XIX.ᵉ SIÈCLE.

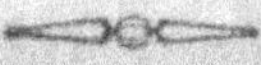

Vires acquirit eundo.

En politique et en philosophie on commence, ou plutôt il y a long-temps qu'on a commencé, à faire abstraction de cette vieille jeunesse qui se traîne à la suite du dix-neuvième siècle; moqueuse de ce qu'elle ne comprend pas et de ce qu'elle n'a pas étudié, étroite dans ses haines et dans ses jalousies, étroite dans ses affections et ses enthousiasmes: pauvre école qui se débat encore un peu, mais qui n'a plus en

elle le principe de vie. Il faut faire de
même en principe, et, avouons-le à
l'honneur de notre profession, s'il y a
encore bon nombre de préjugés, habitude de routine matérialiste et con-
centration sur le cadavre, chez plusieurs, il est impossible de nier qu'il
y ait pour beaucoup sentiment de la
véritable dignité de notre art : accep-
tation large et généreuse de l'humanité
toute entière, avec ses conditions de
vie sociale, avec ses lois de développement intellectuel et moral. Il y a goût
et sympathie pour l'homme plus que
pour l'amphithéâtre. C'est à cette jeunesse, libre, autant qu'il est en elle,
des vieilles erreurs et des erreurs modernes, sûre de son avenir et y mar-
chant à grands pas, c'est à cette jeunesse médicale que doit s'adresser

quiconque a une pensée à offrir au public, quiconque a une vérité à proclamer. N'importe qu'on vienne l'accuser de germanisme, d'illuminisme, de platonisme, que sais-je encore, d'hypocrisie et de mauvaise foi : elle sait ce que valent ces déclamations de l'ignorance et du charlatanisme ; elle hausse volontiers les épaules de pitié, et, tout en remerciant ses maîtres de ce qu'ils ont fait pour la science, elle les plaint de rester si loin derrière elle, sinon pour le talent, au moins pour les idées, c'est-à-dire, pour ce qui constitue la force et le caractère du savant, du médecin.

Ceci n'est point une opinion jetée en l'air, c'est une assertion dont fait foi le mouvement général des esprits. Le besoin de faire théorie sur théorie, hypothèse sur hypothèse, d'élever abstraction sur abstraction, pour expliquer la nature, et torturer, jusqu'à la rendre méconnaissable, son expression simple et naïve; l'ardeur anatomique qui a tant fait, mais qui ne peut tout faire; qui peut jeter des lumières sur la science de l'homme, mais qui ne peut donner la raison des choses, tout cela n'accueille plus de nos jours le jeune homme entrant dans la carrière médicale. Le spectacle de science, de littérature, de philosophie, auquel il a assisté, l'empêche de livrer sa foi à la parole d'un maître aveuglément dogmatique, ou de renfermer sa vue dans le cercle étroit d'une chose ou d'une autre; car ce n'est point une chose ou une autre qu'il veut étudier, c'est l'homme; ce n'est point l'opinion

de tel professeur qu'il veut connaître,
c'est la nature; et si vous voulez que
vos conceptions individuelles entrent
dans sa tête par la force de vos cla-
meurs et de vos invectives, j'en suis
fâché pour vous : il vous laisse là.
Voilà pourquoi depuis long-temps nos
jeunes gens élargissent le cercle de leurs
études. Ils aiment l'anatomie, la chimie,
l'histoire naturelle, etc., sans doute,
mais ils rapportent cela à quelque
chose; ils cherchent le lien des sciences, qui est la clef des sciences; ils ne
laissent point la clinique et la médecine pratique, c'est-à-dire l'observation
de l'organisme vivant, pour l'étude
exclusive de l'anatomie, c'est-à-dire
l'observation exclusive de l'organisme
mort; ils ne méprisent ni l'histoire,
où il y a tant de leçons, ni la philo-

sophie, où se trouve représentée une si grande portion de l'humanité. Il est important de signaler ces progrès dans l'étude médicale actuelle, ou plutôt dans les dispositions médicales actuelles. Ce sont en effet bien plus des dispositions que des résultats positifs, que nous pouvons jusqu'ici apercevoir; c'est bien plutôt un instinct heureux qui se développe, qu'une conception claire du véritable but de la science qui s'est développée.

Qu'on ne me dise pas qu'ils sont encore trop peu nombreux, ceux qui secouent le joug des préjugés et qui marchent dans la voie nouvelle : je ne m'occupe pas des traînards. D'ailleurs, dans le monde médical comme dans le monde philosophique, le mouvement des idées va toujours de haut en bas : il descend des forts et des puissans dans les masses. Or, le mouvement que je viens d'indiquer, que j'appellerai anti-exclusif, anti-anatomique, ou, plus simplement, philosophique, est le caractère propre de l'élite médicale. Il suffit, car c'est à elle qu'appartient l'avenir de la science.

DE LA
Gymnastique médicale
CHEZ
LES ANCIENS ET LES MODERNES.

———◆———

Galien prétend qu'Esculape est l'inventeur de la gymnastique médicale, et cela parce qu'il conseillait à ses malades l'équitation et les armes. Médée avait aussi recours à de semblables moyens dans les maladies chroniques. Quoi qu'il en soit, on peut regarder Hérodicus de Silivrée comme le fondateur de la gymnastique médicale. Avant lui, on célébrait dans plusieurs villes de la Grèce des jeux publics avec beaucoup de solennité; tels étaient la lutte, le pugilat, la course, le disque. Ceux qui avaient institué ces jeux ne s'étaient proposé que d'amuser le peuple, de rendre les hommes plus forts et plus propres à soutenir les fatigues de la guerre, ou d'obtenir par ce moyen la faveur des divinités en l'honneur desquelles on avait institué ces fêtes. Les athlètes qui y figuraient n'étaient mus que par le désir d'obtenir la récompense décernée au vainqueur. Nul ne pouvait s'y présenter sans avoir suivi les exercices d'établissemens destinés à cet usage, et qu'on appelait *gymnasia* ou *palestræ*.

Hérodicus, qui se trouvait à la

tête d'une de ces académies, ayant observé souvent que les jeunes gens habitués à ces exercices musculaires jouissaient d'une santé florissante, en conclut qu'on pouvait leur attribuer ce résultat avantageux. Partant de cette idée lumineuse, il conçut qu'on pouvait les appliquer non-seulement à l'éducation physique de l'homme, mais qu'ils pouvaient encore contribuer puissamment au rétablissement de la santé. En conséquence il abandonna la gymnastique militaire et athlétique pour ne s'occuper que des principes de la gymnastique médicale ou thérapeutique, et en traça les préceptes d'une manière aussi sage que lumineuse. Les Romains ne commencèrent à bâtir des gymnases que long-temps après les Grecs; mais dès qu'ils eurent

reconnu leur utilité, ils les surpassè-
rent de beaucoup, soit par le nombre,
soit par la magnificence de ces établissemens, comme on peut en juger par
les ruines qui subsistent encore aujourd'hui. Leur enthousiasme était tel
que, selon la remarque de Varron,
*quoique chacun eût le sien, à peine
était-on content.*

Si l'on désire connaître à fond tout
ce qui a rapport à la gymnastique des
anciens, on pourra consulter l'ouvrage du savant Mercuriali, qui a vraiment épuisé cette matière.

Parmi les modernes, tous les grands
médecins, Sydenham, Baglivi, Stahl,
Boerhaave, Tronchin, en ont recom-
mandé l'usage comme moyen de guérison dans une foule de maladies chroniques, et notamment dans les névroses.

Aujourd'hui la gymnastique a fait en France des progrès immenses, et bien des familles ont pu s'apercevoir de son heureuse influence sur le développement physique et moral des enfans qui fréquentent le bel établissement dirigé par le colonel Amoros, fondateur de la gymnastique dans notre patrie.

L'enfant a besoin de fortifier ses organes, et les muscles doivent être exercés ; mais ils doivent l'être dans une juste mesure, c'est-à-dire dans celle qu'on observe au *Gymnase normal*. Ainsi, là point de tours de force, point de jongleries. Aussi les mères ne doivent-elles pas craindre d'y envoyer leurs filles ; un grand nombre ont déjà eu lieu de s'en féliciter, car les exercices choisis qu'on leur fait pratiquer n'ont rien de contraire à la pudeur ni

à la délicatesse de leur sexe, et se con-
cilient parfaitement avec la faiblesse
de leurs organes.

Appelons de tous nos vœux l'établissement de gymnases dirigés d'après
la méthode du colonel Amoros, et
soumis au contrôle du ministère de
l'instruction publique. Espérons que
dans la réforme qui se prépare pour
l'instruction publique, on s'occupera
avec sollicitude de l'éducation physique de la jeunesse, à laquelle jusqu'à présent on n'a accordé malheureusement aucune importance.

DU CLIMAT,

CONSIDÉRÉ

COMME MOYEN PALLIATIF DANS LA PHTHISIE.

La phthisie est une des maladies les plus communes en Angleterre. Le remède le plus ordinaire, quoique souvent le moins efficace de cette cruelle maladie, étant le changement de climat, qu'on conseille d'une manière banale aux phthisiques assez riches pour s'expatrier, un médecin anglais, le docteur Clark, a publié le résultat de ses observations et de son expérience pendant le long séjour qu'il a fait sur le continent, afin de prévenir les funestes effets de l'inconséquence des malades, et souvent de leurs médecins, dans le choix d'une résidence, soit dans le midi de la France, soit en Italie et en Suisse. Ces recherches intéressent à un si haut degré la santé publique et la science elle-même, que nous croyons faire plaisir à nos lecteurs en leur en communiquant le résultat. Laissons parler le docteur Clark.

« Les observations que j'ai faites pendant plusieurs années avec persévérance et sans idée préconçue, m'ont démontré combien il était dangereux d'envoyer les phthisiques dans le midi de la France; car, dans toutes les saisons, la température de ce pays est absolument contraire aux maladies de poitrine. Comment ose-t-on conseiller le séjour d'une contrée où le terrible Circius souffle avec tant de violence?

Une semblable erreur prouve la légèreté avec laquelle on adopte les opinions médicales les moins rationnelles.
La sécheresse est un des caractères les
plus remarquables de la Provence; on
a calculé qu'il ne tombe annuellement
que dix-neuf pouces d'eau à Marseille
et à Toulon, ce qui fait six pouces de
moins qu'à Londres. Le nombre des
jours de pluie est de soixante-sept dans
la Provence par an, et de cent soixante-
dix-huit à Londres, dans la Hollande
et le nord-ouest de la France. La quan-
tité d'eau qui s'évapore à Toulon, dans
le cours de l'année, est de quarante-
deux-pouces, de trente-deux pouces à
Paris, et de vingt-quatre à Londres.
Il est facile de voir par ce simple
aperçu que la Provence est le pays le
plus sec de l'Europe. Son aspect est

loin de démentir la vérité de ces cal-
culs. Ce serait une des contrées les plus
tristes, si son ciel pur et la beauté des
mers qui baignent ses côtes, n'en com-
pensaient l'aridité. La température du
sud-est de la France est en général si
sèche et si brûlante, qu'elle irrite for-
tement les voies aériennes; quoique
beaucoup plus chaude que l'Angleterre, la Bretagne et la Guienne, elle
est cependant plus variable dans la proportion d'un à trois durant toute l'année, et de deux à un d'un jour à l'autre.
L'hiver y est aussi très-rigoureux
lorsque le vent du nord-est, nommé
Mistral par les habitans, y souffle avec
continuité. Il est difficile, quand on
n'en a pas ressenti l'impression, de se
faire une idée de ces brises glaciales.
On envoie dans la Provence les ma-

lades riches lorsque les ressources de l'art deviennent impuissantes même pour pallier leurs souffrances. Ce funeste expédient ne sert presque jamais qu'à hâter la fin de ceux pour lesquels on l'emploie.

« Le climat de la Provence est donc nuisible aux phthisiques, surtout lorsqu'il y a complication de gastro-entérite chronique; mais par contre il est salutaire aux individus mous, lymphatiques, présentant les diverses formes de scrofules, ainsi qu'aux sujets atteints de fièvres intermittentes rebelles, etc. : l'air sec de la Provence et son ciel étincelant de lumière, produisent alors des effets merveilleux.

« La Suisse se présente naturellement après la Provence : c'est encore une de ces erreurs médicales profondément enracinées et si funestes aux malades. La température de ce pays est sujette à de brusques transitions du chaud au froid, qui le rendent extrêmement meurtrier : la grande fraîcheur des nuits, la vivacité de l'air, ne peuvent qu'être nuisibles aux phthisiques. »

Nous ne suivrons pas plus loin le docteur Clark. Il finit par conclure que l'île de Madère est le séjour le plus avantageux aux phthisiques. Quoi qu'il en soit, il résulte de ses observations que l'on ne doit plus conseiller aux phthisiques d'une manière banale d'habiter la Provence, la Suisse ou l'Italie ; que, loin de prolonger leur existence, on ne fait que l'abréger ; que ce climat est favorable aux scrofuleux et aux fièvres intermittentes rebelles.